DES INDICATIONS

QUE PRÉSENTENT

LES LUXATIONS

DE L'ASTRAGALE

PAR

Le Dr A. DUBRUEIL,

ANCIEN INTERNE DES HOPITAUX
PROSECTEUR DE LA FACULTÉ DE MÉDECINE DE PARIS

————————

PARIS

ADRIEN DELAHAYE, LIBRAIRE-ÉDITEUR

PLACE DE L'ÉCOLE DE MÉDECINE

1864

A. PARENT, Imprimeur de la Faculté de Médecine, rue Monsieur le Prince, 31,

DES INDICATIONS

LES LUXATIONS

DE L'ASTRAGALE

Le sujet dont j'entreprends l'étude a déjà été traité nombre de fois, et l'a été, entre autres, par un de ces hommes dont les travaux, je ne me le dissimule pas, laissent peu à faire à ceux qui viennent après eux.

J'ai pensé, cependant que la relation de quelques faits inédits pourrait présenter un certain intérêt, et que, réunis aux observations antérieurement recueillies, ils auraient au moins l'avantage de grossir les statistiques, et partant de permettre d'en tirer des conséquences plus certaines.

CHAPITRE Ier

Avant d'aborder l'étude des indications que présentent les luxations de l'astragale, il n'est, je crois, pas inutile de signaler rapidement les différentes espèces de déplacement dont il est susceptible.

J'exclurai les luxations de l'astragale sur le tibia et le péroné, les autres articulations de cet os restant intactes ; ces déplacements sus-astragaliens sont étudiés sous le nom de *luxations du pied*, et leur histoire est aujourd'hui trop nettement séparée de celle des lésions qui m'occupent, pour que je croie devoir les réunir ici.

Les luxations proprement dites de l'astragale peuvent se ranger sous les chefs suivants :

1° Luxations sous-astragaliennes de M. Broca, dans lesquelles le déplacement a porté sur les articulations astragalo-calcanéennes et astragalo-scaphoïdiennes, l'astragale conservant ses rapports normaux avec la mortaise péronéo-tibiale.

Le déplacement peut se faire vers l'un des quatre points cardinaux de l'articulation ou dans une direction intermédiaire.

Dans les espèces suivantes, le traumatisme a retenti sur toutes les articulations de l'astragale, aussi bien sur son articulation avec les os de la jambe que sur celles qu'il affecte avec les os du tarse.

C'est la luxation double de Boyer et de Malgaigne, que l'on devrait plutôt appeler triple, et qui est généralement désignée dans la nomenclature chirurgicale sous la dénomination quelque peu vicieuse de *luxation complète*.

Le genre luxation complète comprend les espèces suivantes :

1° Celle où l'astragale s'est déplacé sans subir aucune espèce de rotation ; elle se fait en avant, en arrière, en dehors, en dedans ou dans une direction mixte ;

2° La luxation par rotation sur place de Malgaigne, qui est le résultat d'un mouvement de rotation de l'astragale autour de son axe vertical ;

3° La luxation dans laquelle l'astragale, tout en restant compris dans l'excavation interceptée par le tibia, le péroné et le calcanéum, a éprouvé un mouvement de rotation autour de son axe antéro-postérieur, luxation par renversement.

4° Enfin, une dernière espèce que j'appellerai par double rotation et qui est le résultat de la combinaison des deux précédentes, l'astragale ayant obéi à la fois à un mouvement de rotation autour de son axe vertical et à un mouvement de rotation autour de son axe antéro-postérieur. (Voir les observations de Gay, de Clark et de Foucher (1).

Telles sont les espèces nettement tranchées des luxations complètes. Mais la lecture des observations montre que ces divers déplacements se combinent quelquefois entre eux, les déplacements en masse, par exemple, avec la rotation. Si on voulait créer des classes spéciales pour ces faits-là, il faudrait admettre presque autant de variétés que de cas.

Il me reste à signaler un autre genre de déplacement, dont il n'existe, je crois, encore qu'un exemple. Dans son travail sur les luxations sous-astragaliennes, inséré dans les *Mémoires de la Société de chirurgie* (2), Broca avait nié l'existence des luxations de l'astragale sur le scaphoïde et battu en brèche les observations publiées sous cette qualification.

Dans la séance du 16 mai 1860 (3), M. Chassaignac est venu présenter à la Société de chirurgie une observation non douteuse de luxation de l'articulation astragalo-scaphoïdienne.

Ce fait unique me paraît être trop intéressant pour ne pas être rapporté tout au long.

« Un homme atteint de délire furieux se porte à la poitrine trois coups de couteau et se précipite d'un cinquième étage sur le sol ; les deux pieds, dans la portion tarsienne, supportent toute la vio-

---

(1) Gay, *Gazette des hôpitaux*, 1862, p. 170. — Frédérik Legros Clark, *Medical Times*, t. II, p. 83 ; 1863. — Foucher, Observation inédite rapportée plus loin.

(2) Broca, Mémoire sur les luxations de l'astragale, dans les *Mémoires de la Société de chirurgie*, t. III, p. 566.

(3) *Gazette des hôpitaux*, 1860, p. 247.

lence du choc, car on n'a trouvé de fracture dans aucune autre partie du corps.

« Le pied gauche présente une luxation de l'astragale, avec fracture multiple de l'os, dont la tête est chassée en dedans et se renverse face pour face.

« Le pied droit présente une véritable luxation sous-scaphoïdienne de l'astragale, et offre les dispositions suivantes : L'aspect général du pied présente une sorte d'enfoncement de la jambe, dans la première rangée du tarse, comme si l'astragale broyé se fût affaissé sous le poids des os de la jambe.

« Le pied est sensiblement raccourci dans le sens antéro-postérieur et présente à sa face dorsale, à la distance d'un centimètre à peine de l'extrémité inférieure du tibia, une saillie abrupte que l'on reconnaît tout d'abord appartenir au scaphoïde. Avant toute dissection, on reconnaît aussi que la tubérosité interne du calcanéum a été brisée, mais le reste de l'os est intact.

« Après dissection, on observe un déplacement en masse du scaphoïde qui, suivi des deux premiers cunéiformes et des deux premiers métatarsiens, a passé au-dessus de la tête de l'astragale, et repose, par le bord inférieur de sa face articulaire, sur le collet de l'astragale.

« La tête de l'astragale a donc déchiré complétement le ligament calcanéo-scaphoïdien, s'est enclavée à la place de ce ligament, entre le calcanéum et le scaphoïde, prenant une situation tout à fait fixe, et dont les plus grands efforts ne peuvent la dégager.

Toute la moitié interne du pied a donc subi une espèce de déplacement vers la jambe en passant par-dessus la tête de l'astragale, et cependant le pied n'est incliné ni à droite, ni à gauche, et se maintient dans sa rectitude et son angle habituels.

« Or, voici par suite de quelles dispositions curieuses la moitié externe du pied, composée du troisième cunéiforme, du cuboïde et des trois derniers métartarsiens, a permis au refoulement général du pied de s'effectuer sans déviation.

« D'abord, le troisième cunéiforme, complétement luxé et déprimé de toute sa hauteur vers la face plantaire, a permis au troisième métatarsien de passer au-dessus de lui.

« Ensuite, le cuboïde, maintenu dans ses rapports normaux avec le calcanéum, présente, tout près de sa face articulaire métatarsienne, une fracture par suite de laquelle les deux derniers métatarsiens, emportant avec eux leur surface d'articulation cuboïdienne, ont suivi le refoulement général du pied en se portant un peu au-dessus du cuboïde.

« Le tendon du long péronier latéral s'est maintenu, malgré tout ce désordre, dans sa position naturelle ; seulement, à son extrémité insertionnelle, il se relève brusquement pour suivre la tête du premier métatarsien, relevée elle-même par suite de connexions avec le premier cunéiforme et le scaphoïde.

« L'astragale, ayant subi un mouvement de révolution verticale, oppose en avant la partie supérieure de sa poulie articulaire de telle sorte que, sans aucun déplacement de latéralité, il y a subluxation de l'os dans son articulation jambière.

« Le tendon du jambier antérieur est fortement soulevé en avant.

« Les tendons du long fléchisseur des orteils passent sous la tête de l'astragale, laquelle maintient béant un large hiatus à la face interne du pied. »

Le fait que je viens de rapporter *in extenso* n'entache pas la vérité de la proposition soutenue par M. Broca, qui niait que les observations ayant cours dans la science, sous le nom de *luxations de l'astragale sur la scaphoïde* fussent réellement ce que ce titre indiquait. Il n'avait nullement engagé l'avenir. Ce qui n'avait pas encore été observé, est enfin arrivé ; voilà tout.

Il faut donc créer un nouveau genre, admettre une luxation de l'astragale sur le scaphoïde, luxation en bas de la tête de l'astragale ; c'est ce que j'appellerai la luxation pré-astragalienne inférieure.

Nous avons donc des luxations sous-astragaliennes, des luxations pré-astragaliennes et des luxations complètes.

CHAPITRE II.

La solidité des liens fibreux qui unissent le calcanéum et l'astragale, la disposition de la mortaise péronéo-tibiale et de l'excavation calcanéo-scaphoïdienne, si bien faites pour maintenir l'astragale en position, nous indiquent assez que, pour que cet os abandonne sa situation normale, il faut des violences considérables. Aussi n'est-il pas étonnant que ces déplacements s'accompagnent de désordres variés intéressant soit les os, soit les parties molles.

Déchirures de la peau, ruptures des tendons, des artères tibiales, du nerf tibial postérieur (1), fractures de l'astragale, des malléoles, des os de la jambe, des os du tarse, telles sont les complications primitives des luxations de l'astragale. Comme accidents venant ultérieurement compliquer ces déplacements, surtout lorsqu'ils ne sont pas réduits, je signalerai spécialement les eschares, la suppuration et la nécrose. Très-rarement superficielles, les eschares, presque toujours dues à la pression exercée sur la peau par l'astragale sous-jacent, mettent le plus souvent cet os à nu et font, par conséquent, rentrer ces déplacements dans la classe des luxations compliquées de plaie.

La suppuration se développe, soit d'emblée, soit consécutivement au travail de mortification. Quant à la nécrose, sur laquelle je reviendrai un peu plus loin, je dirai seulement ici qu'elle est beaucoup moins fréquente qu'on ne serait tenté de le croire *à priori*.

Ces prémisses posées, il est, je crois, temps d'aborder la question

---

(1) Morrisson, *Annales de la chirurgie française,* t. IX, p. 361 ; 1843.

suivante : Quelle est la conduite que le chirurgien doit tenir vis-à-vis d'une luxation de l'astragale? Il est évident qu'avant de chercher à résoudre cette question, il est nécessaire de classer les faits, les mêmes moyens ne pouvant être mis en usage dans les cas éminemment différents. La division qui se présente d'abord à l'esprit comme la plus logique est celle qui repose sur le genre de la luxation (sous-astragalienne complète; je passe sous silence la luxation pré-astragalienne, qui n'est encore qu'une rareté scientifique). Mais la lecture des observations me conduit à une conclusion toute différente, et me montre l'absence ou l'existence d'une plaie comme le fait clinique devant servir à classer les luxations de l'astragale au point de vue de leur thérapeutique.

Les autres complications me paraissent des éléments de classification moins importants. Il en est d'abord, et, entre autres, les fractures de l'astragale, qu'on ne peut, le plus souvent, pas reconnaître au début, surtout lorsqu'il n'y a pas de plaie. Si la peau est intacte, comment savoir quel est l'état des ligaments, des tendons, etc.? Cette difficulté de diagnostic me semble une raison suffisante pour ne pas ranger ces lésions au nombre de celles qui doivent servir à classer les luxations.

Lorsque le traumatisme a produit, sur des régions autres que celle du cou-de-pied, des désordres assez graves pour nécessiter à eux seuls une opération majeure, serait-il rationnel d'inscrire ces faits au nombre de ceux de luxation de l'astragale?

Le déplacement de cet os et les lésions qu'il peut avoir occasionnées ne sont plus alors qu'un élément de la maladie, et ne doivent pas servir à la dénommer.

J'adopterai donc la division sus-mentionnée, luxations sans plaie, luxations avec plaie.

CHAPITRE III

QUE DOIT-ON FAIRE DANS LA LUXATION SANS PLAIE ?

Si la luxation est seulement sous-astragalienne, tout le monde est d'accord ; il faut d'abord chercher à réduire. Mais si elle est complète, doit-on encore essayer de réintégrer l'os dans sa position normale, à l'aide des manœuvres ordinairement employées dans la réduction des luxations.

M. Nélaton (1) s'exprime ainsi à propos de la luxation complète sans plaie : « Nous pensons que, dans la plupart des cas, pour ne pas dire tous, la réduction ne doit pas être tentée. En effet, il ne faut pas oublier que l'astragale est un os dont presque toutes les faces sont articulaires, qu'il ne reçoit de vaisseaux que par des points très-peu étendus, que, par conséquent, lorsqu'il est déplacé en totalité, il est à craindre qu'ayant perdu tout moyen de vivre il ne se conduise comme un véritable corps étranger, qu'il se nécrose et donne lieu à une inflammation des plus graves de l'articulation et des parties qui l'entourent. Si l'on consulte les auteurs qui ont tenté la réduction dans cette circonstance, on voit que, dans la plupart des cas, cette réduction est très-difficile, sinon impossible ; on voit qu'il faut, pour remettre l'os en place, exercer une pression très-violente sur les parties molles déjà distendues par les saillies osseuses ; dans ce cas, n'a-t-on pas à craindre la destruction de la peau qui a déjà beaucoup de tendance à se modifier ? La théorie indique donc formellement, dans ce cas, l'extirpation de l'astragale. »

Oui, mais l'expérience est venue, si je ne me trompe, infirmer

____

(1) *Éléments de pathologie chirurgicale,* t. II, p. 485.

l'opinion que les prévisions de la théorie avaient suggérée à l'éminent clinicien que je viens de citer. Sur 78 faits de luxation complète sans plaie, réunis par Broca (1), il signalait 19 réductions. Sur 12 cas de luxation complète, sans plaie primitive (2), que j'ai pu réunir, et qui sont postérieurs à la statistique de Broca, au moins par la date de leur publication, cinq fois la réduction a été obtenue; en somme, 24 réductions sur 90 cas, c'est-à-dire près du quart. Je ferai observer, en outre, que les chiffres que je présente ne donnent pas une notion bien exacte de la proportion relative des réductions, car les chirurgiens font plus volontiers les honneurs de la presse aux faits qui ont exigé une opération, qu'à ceux dans lesquels on a pu réduire. Même, avec ces éléments défavorables, on arrive, comme je viens de le dire, à près d'une réduction sur quatre cas.

C'est là, à n'en pas douter, une proportion assez encourageante, non pas pour engager le chirurgien à chercher à replacer l'os coûte que coûte, mais pour l'empêcher de passer outre sans tenter la réduction par des manœuvres aussi modérées que le comporte la circonstance. Je signalerai ici en passant la section du tendon

---

(1) *Société de chirurgie,* séance du 9 mai 1860; *Gazette des hôpitaux,* 1860, p. 236.

(2) Fait cité dans la thèse de doctorat de Grénier; Paris, 1860 : *Essai sur les luxations de l'astragale,* p. 12.

Fait d'Edward Crooke dans *The Lancet,* t. II, p. 593; 1861.

Deux faits d'Heyfelder dans *The Dublin quarterly Journal of med. sc.,* t. XXXIII, p. 67; 1862.

Deux faits de Frédérik Legros Clark, dans *The medical Times,* t. II, p. 83; 1863.

Fait de Lane dans *The Lancet,* t. II, p. 546; 1863.

Fait de Gay : *Gazette des hôpitaux,* 1862, p. 170.

Deux faits de Foucher rapportés plus loin.

Deux faits de Jarjavay, l'un rapporté plus loin, l'autre observé dans son service, 1863.

d'Achille, opérée chez un malade de Cock (1), avant toute tentative de réduction.

La luxation, autant qu'on peut en juger d'après la description assez incomplète qui en est donnée par Edwards, était sous-astragalienne, et accompagnée de fracture du col de l'astragale. Elle fut réduite sans grande difficulté. Pourquoi la section du tendon d'Achille fut-elle pratiquée sur ce malade, chez qui l'on employa néanmoins le chloroforme? Quel avantage s'en promettait le chirurgien? C'est ce que n'explique nullement le rapporteur de l'observation, et ce qu'il ne nous a pas été donné de deviner. On voit du reste, dans une lecture sur les luxations de l'astragale, par Frédérik Legros Clark (2), l'auteur dire que, dans un cas où le spasme musculaire était très-prononcé, il était prêt à couper le tendon d'Achille, mais le chloroforme suffit pour permettre la réduction.

Mais la réduction n'est pas possible; que faire? Ici quatre voies se présentent au chirurgien : amputer, chercher à réduire au moyen des débridements, extirper l'os, attendre, et, s'il y a lieu plus tard, pratiquer l'extraction totale ou partielle de l'astragale.

L'amputation a été préconisée par M. Chassaignac (3), qui a déclaré à la Société de chirurgie, qu'il regrettait de ne pas avoir amputé deux malades atteints de luxation de l'astragale, qui, à peu d'intervalle, s'étaient présentés dans son service. Chez l'un, l'astragale avait été extirpé dix jours après l'accident, et le malade survivait depuis neuf mois avec un pied inutile, et entouré de nombreuses fistules. L'autre malade était entré à l'hôpital le 3 avril, et, dans la relation de ces faits présentée par M. Servouin,

---

(1) *The medical Times,* t. I, p. 455; 1862.
(2) *The medical Times,* t. II, p. 83; 1863.
(3) *Gazette des hôpitaux,* 1860, p. 204.

interne du service (1), nous voyons qu'il a succombé le 6 mai.
L'ablation de l'astragale avait été faite immédiatement. Pas de
plaie primitive chez ces deux malades. Mais, si nous lisons ces
deux observations, nous voyons que l'un de ces blessés, celui qui
a succombé, était affecté de lésions multiples, sur lesquelles
l'extraction de l'astragale ne pouvait rien. Il avait reçu sur les
deux jambes une pierre du poids de 1,500 kil., et voici la relation de sa blessure :

Du côté droit, luxation de l'astragale, fracture de la malléole
interne, bosses sanguines sur la cuisse.

Sur le membre gauche, subluxation du tibia en dehors, fracture
comminutive des deux os au tiers supérieur, fracture du péroné
seul au tiers inférieur. Le pied et la jambe sont très-mobiles.
Prostration et anéantissement marqués.

Faut-il s'étonner qu'après un pareil traumatisme, l'extraction de
l'astragale n'ait pas sauvé le malade; mais l'amputation eût-elle
donné de meilleurs résultats? Il est permis d'en douter. Les
désordres dont la jambe gauche était le siége, me paraissent ici
avoir dû notablement ajouter à la gravité du pronostic. Quant
au premier malade qui avait été, nous dit l'observation, soumis
à deux reprises différentes à des tentatives infructueuses de
réduction, tentatives portées assez loin pour rompre le ligament
latéral interne du cou-de-pied, il survivait avec un pied mal confor-
mé, inutile et fistuleux. Oui, mais enfin il vivait, ce qui n'arrive
pas toujours aux gens qui ont subi l'amputation sus-malléolaire.

Ces faits, vus de près, ne me paraissent donc nullement motiver
la préférence que M. Chassaignac semble accorder à l'amputation.
Pris tels quels, et sans tenir compte de la multiplicité des lésions
dont était atteint le second malade, ils pourraient même conduire
à une conclusion tout opposée.

---

(1) *Gazette des hôpitaux,* 1860, p. 239.

D.

Sur 5 malades amputés immédiatement pour des luxations de l'astragale, 3 sont morts (1), tandis que l'extraction entre les mains de M. Chassaignac n'a donné que 1 mort sur 2 cas, c'est-à-dire une proportion moindre.

Je crois qu'il n'est pas nécessaire d'insister plus longtemps sur ce point, et que, dans le cas de luxation sans plaie, l'amputation ne doit pas même être mise dans la balance.

L'arthrotomie ou débridement de l'articulation nous donne deux succès sur deux cas. Dans l'un de ces cas opéré par Desault (2), Bichat raconte que le blessé resta cinq mois à l'Hôtel-Dieu, qu'il sortit des esquilles, et que le malade finit par guérir à une gêne près dans les mouvements. Dans l'observation de Nanula (3) citée par Rognetta, il est dit, sans commentaire, que le malade guérit. Tels sont les résultats fournis par l'arthrotomie pratiquée pour remédier à l'obstacle que Desault croyait apporté à la réduction par la prétendue étroitesse de l'ouverture capsulaire.

De prime abord ces faits sont séduisants ; mais, en dehors de ce qu'a de problématique l'étroitesse de l'ouverture capsulaire, deux faits ne sont pas suffisants pour tirer des conclusions probables, et cette opération a le tort immense d'établir forcément une plaie pénétrante de l'articulation.

La striction que les tendons ambiants exercent sur l'os luxé, signalée par Letenneur (4) et bien avant lui, la difficulté que l'on éprouve à faire sortir l'onglet qui termine la partie postérieure de l'astragale de la dépression qui sépare les deux surfaces articulaires supérieures du calcanéum, l'enclavement, sont des obstacles plus sérieux et auxquels l'arthrotomie ne remédie nullement. Cette opération ne me paraît donc pas devoir être tentée.

---

(1) *Gazette des hôpitaux,* 1860, p. 236.
(2) *OEuvres chirurgicales de Desault,* t. I, p. 435; Paris, 1801.
(3) *Archives générales de médecine,* t. III, p. 522 ; 1833.
(4) *Revue médico-chirurgicale,* t. XII ; 1854.

A côté de l'arthrotomie, je rangerai la ténotomie, portant, bien entendu, sur les tendons qui étranglent l'os déplacé, et non sur le tendon d'Achille comme dans l'observation déjà citée de Cock. Broca (1) a réuni quatre faits de ténotomie empruntés à Chaussier, à Despaulx, à Solly et à la clinique de Marseille ; la réduction put être obtenue deux fois. De ces cas, je rapprocherai celui de Shaw (2), où la section du tendon du long fléchisseur ne permit pas la réduction.

La ténotomie ne doit, ce me semble, être mise en usage qu'en tant que les tendons paraissent apporter à la réduction un obstacle marqué. Faite par la méthode sous-cutanée, elle aurait moins d'inconvénients.

Voyons maintenant ce que donne l'expectation.

Il peut arriver deux choses parfaitement distinctes : ou les téguments sont très-fortement tendus, les liens fibreux très-largement déchirés et quelquefois l'astragale fracturé, ou bien il n'y a pas de fracture de cet os et le désordre est aussi modéré que le comporte la circonstance. Dans le second cas, l'os déplacé n'est pas fatalement condamné à la nécrose et il peut se faire qu'il reste dans sa nouvelle position sans déterminer un travail phlegmasique suffisant pour entraîner son élimination.

Pour les luxations sous-astragaliennes, je me contenterai de citer le fait inédit de Thierry (3) communiqué par Broca à Malgaigne et inséré par ce dernier dans son traité des luxations. « Il n'y eut pas d'accident, et à la longue, la marche s'effectua sans douleur ni claudication. » — Quant aux luxations complètes, il n'est pas difficile d'en réunir un certain nombre qui, non réduites, n'ont pas non plus produit d'accident.

---

(1) *Gazette des hôpitaux,* 1852, p. 241.
(2) *London med. Gaz.,* t. XX, p. 588 ; 1837.
(3) Malgaigne, *Traité des Luxations,* p. 1033.

Malgaigne (1) signale trois faits de luxations complètes en avant
sans plaie, qui n'ont pu être réduites et ont été abandonnées à
elles-mêmes, sans qu'il soit survenu ni suppuration, ni nécrose.
Deux sont dus à Guthrie (2), l'autre est de Malgaigne. Dans une
luxation complète en dehors également sans plaie, observée par
Dupuytren (3), l'os ne put être remis en place; il survint une
eschare superficielle, ne communiquant pas avec l'articulation, et
deux mois après l'accident, le malade pouvait très-bien se servir
de son membre.

B. Phillips (4) a observé et publié deux faits de luxations complètes en arrière, où la réduction fut impossible, et nonobstant les
malades marchaient tout aussi bien qu'auparavant. Le cas de luxation par rotation sur place signalé par Foucher (5) montre que
l'os a pu rester dans sa nouvelle position sans qu'il soit survenu
aucune complication qui ait laissé des traces.

Pour les luxations par renversement, Malgaigne (6) cite des
faits où l'astragale est resté luxé, sans être éliminé. Enfin la première observation de Frederik Legros Clark (7), que je n'hésite pas
à ranger parmi les luxations par double rotation, montre qu'un
déplacement aussi complexe n'a pas empêché le malade de guérir
et de marcher au bout de quelque temps avec une simple
canne.

On voit donc qu'il est aisé de fournir pour chaque espèce de
luxation quelque cas de guérison sans réduction. Sans doute dans
certains faits analogues, le membre n'a que très-imparfaitement

---

(1) *Traité des luxations*, p. 1051.
(2) *The Lancet*, 1823-24, p. 476.
(3) *Leçons orales de clinique chirurgicale*, t. II, p. 10 et 23.
(4) *London med. Gaz.*, t. XIV, p. 596; 1834.
(5) *Revue médico-chirurgicale*, t. XVII, p. 203; 1845.
(6) *Traité des luxations*, p. 1064.
(7) *Medical Times*, t. II, p. 83; 1863.

recouvré ses usages, et nous voyons Dupuytren et Smith (1) extirper l'astragale à des malades qui, affectés de luxation ancienne
non réduite, ne pouvaient se servir de leur pied. Singulier remède
pour qui connaît l'histoire du malade à qui Norman avait enlevé
l'astragale, et qui se trouvait gêné au point de se faire couper la
jambe deux ans plus tard (2) ! Cette gêne des mouvements me paraît du reste, d'après les cas que j'ai cités, être loin d'être la
règle.

Voyons maintenant ce qui arrive lorsque la peau, trop tendue,
se mortifie, lorsque l'articulation suppure. Dans ce cas, la nécrose
de l'os déplacé est à peu près inévitable, et la ressource à mettre en
usage est l'extraction de l'astragale. La statistique de M. Broca (3)
indique que l'extraction consécutive, faite 25 fois pour des cas
de luxations irréductibles, a donné 24 guérisons ; elle a été suivie
une fois de l'amputation de la jambe, faite avec succès.

L'extirpation consécutive de la tête de l'astragale, faite 2 fois, a
donné 2 succès.

Je n'ai pu mettre à profit la statistique d'Heyfelder (4), elle est
incomplète et trop peu détaillée. Aux faits colligés par M. Broca,
je puis en ajouter 5, 2 publiés par Heyfelder (5), 2 que M. Foucher
a bien voulu me communiquer et 1 que je dois à la bienveillance
de M. Jarjavay. A ces observations, je n'ai pas voulu en joindre
quelques autres, trop brèves et trop obscures pour que l'on puisse
avoir une certitude sur leur signification et leur valeur. En somme,
sur les 5 faits que j'ajoute à ceux de Broca, on compte 5 guérisons.
Dans les trois faits inédits que je rapporte ci-après, la luxation était

---

(1) Malgaigne, *Traité des luxations,* p. 1064.

(2) Astley Cooper, *OEuvres chirurgicales,* traduction de Chassaignac et Richelot,
p. 5?.

(3) *Gazette des hôpitaux,* 1860, p. 236.

(4) *Traité des résections,* traduction française, p. 146.

(5) *The Dublin quarterly Journal of medic. science,* t. XXXIII, p. 67 ; 1862.

compliquée de fracture de l'astragale ; l'extraction n'a porté que
sur le fragment postérieur. Je reviendrai, du reste plus tard, sur
ces faits-là. Voici les observations.

OBSERVATION Ire de M. Foucher.

L....., maçon, âgé de 28 ans, entre à l'hôpital Necker, le 8 mai
1860. Cet homme est tombé, le matin même, d'un premier étage,
et ne sait pas quelles sont les parties de son corps qui ont porté
sur le sol, dans sa chute.

A son entrée, on constate une déformation considérable du cou-de-
pied droit qui est élargi transversalement ; le talon est aplati et la
plante du pied légèrement tournée en dehors ; le pied ne peut être
reporté dans le même sens ; l'avant-pied semble raccourci.

On constate une fracture du péroné au-dessus de la malléole
externe, la malléole interne est arrachée à son sommet, et on sent
très-distinctement une dépression qui sépare les deux fragments
et la saillie nette et tranchante du fragment supérieur. En arrière
de la malléole, au delà de la dépression qui existe en ce point,
entre la malléole et le tendon d'Achille, on trouve une saillie dure
que l'on pense être formée par la tête de l'astragale ou par l'un
des bords de la poulie astragalienne. La partie inférieure de la
jambe est rouge et tuméfiée ; la peau n'est pas déchirée, mais elle
est tendue au niveau de la saillie de l'astragale. Comme le malade
souffre beaucoup, M. Foucher le soumet à l'emploi du chloroforme
pour faire les tentatives de réduction.

Il fut facile de ramener le pied dans son axe normal, mais
M. Foucher ne put jamais parvenir à réduire l'astragale et crut
devoir cesser des manœuvres qui pouvaient augmenter l'inflammation ; la jambe fut placée dans une gouttière et recouverte d'un
cataplasme émollient.

13 mai. Le malade accuse une douleur très-vive au niveau des malléoles, et en examinant le membre, on aperçoit une plaie encore superficielle au niveau de la malléole interne. Les cataplasmes sont continués, mais les jours suivants, la plaie prend un aspect violacé, puis noirâtre, et la chute d'une eschare, qui se fait le 16, met à découvert, dans l'espace de 2 centimètres, une surface articulaire qu'il est facile de reconnaître comme un des bords de la poulie astragalienne, et qui fait saillie entre la malléole interne et le tendon d'Achille.

Le lendemain 17, le malade souffre beaucoup et est dans un état d'agitation continuelle ; la suppuration est abondante et l'astragale apparaît dans une plus grande étendue ; M. Foucher se décide à en faire l'extraction.

L'astragale est bridé en avant par les tendons du jambier postérieur et du fléchisseur et l'artère tibiale postérieure, en arrière, par le tendon d'Achille.

Après avoir agrandi la plaie par en bas et surtout par en haut, en évitant de léser les tendons et l'artère, le chirurgien peut reconnaître, au moyen du doigt plongé profondément, que l'os est maintenu solidement dans sa position. En arrière, on rencontre une surface fracturée ; la partie mise à nu est l'un des bords de la surface articulaire supérieure ; la face supérieure ou poulie astragalienne est tournée en haut et en dedans. L'os est complétement détaché en bas, en haut, en arrière et en dehors, et maintenu seulement par les ligaments résistants de sa face interne. Après avoir enlevé la pointe de la malléole interne qui ne tenait plus au reste de l'os que par quelques liens fibreux, M. Foucher coupa avec de forts ciseaux les fibres ligamenteuses qui fixaient l'astragale en dedans ; ce temps de l'opération fut le seul à offrir quelque difficulté. Après avoir enlevé l'os, on put voir qu'il était fracturé au niveau de son col, la tête étant restée en place. La surface fracturée était tournée en arrière et en haut, le bord postérieur regardait en avant et en bas, la face supérieure en dedans et en haut, la face inférieure en dehors et en bas ; d'où il suit que l'os en se luxant et en abandonnant à la fois la surface tibiale et la surface calcanéenne, avait subi un mouvement de rotation autour de son axe vertical, que sa partie postérieure était devenue antérieure, et réciproquement. Ce mouvement avait été tel que la surface malléolaire externe regardait en dedans et un peu en bas, et l'interne en dehors. Le mouvement avait probablement eu lieu autour des liens fibreux fixés à la face interne de l'os devenue externe.

L'écoulement de sang fut peu abondant, et il n'y eut pas lieu de faire de ligature. Le membre fut placé dans une gouttière, et soumis à l'irrigation continue.

Les jours suivants le malade souffre moins ; cependant le membre reste encore tuméfié et fournit une suppuration abondante. Bientôt les tendons des muscles jambier postérieur et fléchisseur commun des orteils, qui avaient été mis à nu, commencèrent à se mortifier, ainsi que la peau voisine. Ces diverses parties se détachèrent le 3 juin, et laissèrent à nu une plaie profonde et anfractueuse, recouverte de bourgeons charnus de bon aspect.

L'état général devint plus satisfaisant ; la tuméfaction bornée au cou-de-pied diminua encore.

La seule complication qui se manifesta pendant ce travail d'élimination, fut un abcès situé au niveau et en arrière de la malléole externe, qui fut ouvert le 26 mai et se cicatrisa rapidement.

A partir de ce moment, la cicatrisation marcha régulièrement, et, le 17 juin, lorsque l'irrigation continue fut supprimée, la plaie était peu profonde et fournissait peu de pus. Elle put être pansée simplement. Quelques jours plus tard on ajouta au pansement simple quelques bandelettes de diachylon, ayant pour but de maintenir le pied qui avait une tendance marquée à se renverser en dedans.

Le 20 juillet, la cicatrisation était complète, et on crut pouvoir permettre au malade de se lever, en lui recommandant de ne marcher qu'avec des béquilles, sans toucher le sol avec le pied malade. Mais il ne tint nul compte de la recommandation, et voulut essayer la force de son pied, en s'exerçant à marcher dans la salle sans béquilles et en s'appuyant sur les lits.

Bientôt la plaie se rouvrit dans l'étendue d'un centimètre et demi, et ne se cicatrisa pas durant un mois, malgré l'emploi des pansements les plus variés. Le malade fut envoyé le 23 août à l'asile de Vincennes, où sa guérison s'est consolidée.

M. Foucher a revu cet homme le 8 octobre 1860. Le pied est à peine déformé; le bord interne, qui s'était incliné en bas, est revenu dans sa position normale, de façon que, pendant la marche, toute la plante du pied porte sur le sol. Les mouvements du cou-de-pied sont abolis, mais il y a une certaine mobilité dans la région médio-tarsienne.

En dedans, on voit une cicatrice régulière; la jambe n'est raccourcie que de 2 centimètres, ce que l'on peut corriger avec un soulier à talon élevé; mais celui que porte le malade est lourd et mal fait. Cet homme marche avec un bâton et s'appuie encore difficilement sur son pied. Mais il est certain qu'avec une chaussure mieux faite, et lorsque le pied aura recouvré un peu plus de force, la marche sera régulière.

OBSERVATION II

de M. Foucher, recueillie par M. de Montméja.

Piard, âgé de 58 ans, entré à Bicêtre le 16 juillet 1864. Cet homme est tombé du haut d'une échelle; au moment où il touchait le sol, le pied gauche se trouva pris sous l'un des barreaux, le reste du corps retombant sur l'échelle. Le pied gauche fut plié sur la partie externe de la jambe.

Le blessé fut immédiatement transporté à Bicêtre. A son entrée dans le service, on constata une tuméfaction considérable du pied et du tiers inférieur de la jambe. La plante du pied est dirigée en dehors, et deux larges ecchymoses siégent aux malléoles.

La malléole interne est déprimée, et au niveau de sa partie moyenne existe une dépression correspondant à une fracture.

La malléole interne est aussi fracturée. La voûte plantaire est complétement effacée, et le calcanéum relevé en arrière. A la partie interne on sent une saillie osseuse, immobile, présentant une crête transversale à arête mousse, et offrant tous les caractères d'une surface articulaire.

Sur le cou-de-pied, en avant du tibia, les doigts pénètrent dans une dépression au fond de laquelle on trouve un bord osseux qui paraît appartenir à l'astragale.

Il est facile d'imprimer à l'articulation des mouvements de latéralité. La distance des deux malléoles est beaucoup augmentée.

Le lendemain de l'entrée du malade à l'hôpital, M. Tillaux, suppléant M. Foucher, tente la réduction qu'il ne parvient pas à obtenir, et place le membre dans un appareil plâtré. L'état général est satisfaisant, le malade dit ne pas souffrir.

26 juillet. Douleurs vives dans le pied; le malade a de la fièvre.

Le 27. Soubresauts dans la jambe et douleurs intenses.

Le 28. La douleur est devenue intolérable.

M. Foucher, qui reprend le service ce jour-là, prescrit un bain au malade, et on enlève l'appareil plâtré. On s'aperçoit que le pied est resté dévié, et que par suite les fragments ont comprimé les téguments contre la paroi de l'appareil. Il en est résulté une eschare située au côté interne du pied, dans l'endroit même où l'on avait tout d'abord senti la saillie d'une surface articulaire. Elle a 3 ou 4 centimètres de longueur et 1 de largeur.

L'eschare éliminée, on peut voir cette surface osseuse recouverte de cartilage et immobile. Le malade éprouve de vives douleurs à chaque tentative d'exploration. Autour de la plaie produite par l'élimination de l'eschare, les téguments présentent une coloration bleuâtre, et tous les points cyanosés sont insensibles.

Le 29. La sensibilité reparaît, mais la mortification s'étend autour de la petite plaie. A chaque pansement, il sort de cette plaie une certaine quantité d'un liquide filant et citrin.

Le 31. Après avoir laissé pendant quatre jours le membre dans une gouttière, enveloppé de larges cataplasmes, on voit que la chute des eschares a laissé à nu une plaie de la grandeur d'une pièce de 10 centimes. La mortification s'étend encore autour de cette plaie jusqu'au tendon d'Achille en arrière, et dans une petite étendue en haut et en avant. De la plaie, on voit saillir la surface articulaire dont nous avons parlé et qu'il est facile de reconnaître comme appartenant à l'astragale.

Cet os, complétement immobile, a été fracturé à sa partie antérieure et renversé en dedans, de manière que la poulie articulaire est parallèle au côté interne du pied. L'immobilité est produite par l'enclavement de l'astragale entre les os voisins et par une bride tendineuse qui passe obliquement de haut en bas sur la portion de surface articulaire visible hors de la plaie. Ce tendon dilacéré et aplati est celui du fléchisseur commun des orteils. On ne peut reconnaître l'état des vaisseaux ni des nerfs.

1er août. La plaie s'est étendue, l'eschare s'élimine encore. Elle est profonde, sauf dans la portion comprise entre la malléole interne et le tendon d'Achille, où elle n'a intéressé que la partie supérieure des téguments. L'astragale est parfaitement découvert, mais toujours immobile. La poulie est à nu, ainsi que les deux facettes malléolaires du même os. On voit nettement le bord fracturé du fragment postérieur. Une fusée purulente s'étend le long de la face interne de la jambe, et le pus est mêlé d'une grande quantité de liquide oléagineux. Jusqu'à ce jour, l'état général est excellent.

Le 2. Le malade a de la fièvre dans la soirée.

Le lendemain, un abcès commence à se former au niveau de la malléole externe. C'est d'ailleurs la réalisation des prévisions de M. Foucher et la confirmation de la règle établie par M. Laugier.

La fièvre revient tous les jours.

Le 5. On ouvre l'abcès formé au niveau de la malléole externe. Par cette ouverture, on extrait trois jours après un fragment osseux appartenant à la malléole. Les fusées purulentes de la partie interne de la jambe deviennent plus considérables.

Le 11. L'astragale paraît plus mobile, et on peut espérer que bientôt il sera facile de l'extraire. La fièvre revient régulièrement tous les jours à trois heures de l'après-midi.

L'administration du sulfate de quinine retarde un peu l'heure du début de l'accès.

Le 13. On extrait sans difficulté le corps de l'astragale; la tête restant dans sa position normale qu'elle n'avait pas abandonnée.

L'extraction a pu se faire, sans que l'on ait à couper le tendon du tibial postérieur qui est resté dans la plaie.

Le membre est alors maintenu aussi convenablement que possible dans une gouttière, et enveloppé de larges cataplasmes. A chaque pansement, issue d'une grande quantité de pus et de liquide oléagineux. Le malade n'accuse de la douleur qu'au niveau du tibia.

La rectitude du pied est très-difficile à maintenir; il est invinciblement porté en dedans et en haut à cause du vide laissé par le corps de l'astragale.

Du reste, les bourgeons charnus se développent rapidement sur les parois de la cavité qui est comblée au bout de peu de jours, et il devient nécessaire de réprimer ces bourgeons charnus par la cautérisation au nitrate d'argent. La cicatrice ne se fait que lentement, et à la fin du mois d'octobre, il reste une petite plaie qui suppure.

J'ai vu le malade le 9 novembre. La plaie interne très-réduite n'était pas encore complétement fermée.

Le calcanéum est porté en avant au point que sa face postérieure est presque sur le même plan que la face postérieure du tibia. La portion prétibiale du pied est allongée. Au niveau de l'articulation tibio-tarsienne, il existe une saillie osseuse en dehors, une dépression en dedans. De plus, le pied, dont la surface plantaire a perdu sa concavité, est infléchi sur son axe antéro-postérieur, de manière à offrir une courbure à concavité interne.

La prudence ne permet pas de chercher s'il y a quelques mouvements au niveau du cou-de-pied. La mensuration montre un raccourcissement de 2 1/2 à 3 centimètres.

OBSERVATION III

communiquée par M. Jarjavay.

B..... (Pierre), âgé de 21 ans, charpentier, entré, le 23 décembre 1863, à l'hôpital Saint-Antoine.

Ce malade est tombé d'un troisième étage sur le bord d'une planche qui n'a pas été cassée. Il accuse une vive douleur dans le cou-de-pied droit. L'examen de la partie douloureuse fait constater une augmentation dans l'étendue de la portion de la face dorsale du pied située au devant du tibia ; saillie de toute la partie interne du cou-de-pied ; disparition du relief du tendon d'Achille ; encoche à 4 centimètres au-dessus de la malléole externe ; les bords du pied ne sont portés ni en haut ni en bas ; on sent, à travers l'empâtement, la partie supérieure de la malléole interne détachée par une fracture.

Tentatives de réduction après chloroformisation préalable. Les tractions déterminent des craquements. On essaye, mais en vain, de faire rentrer la saillie au-dessous de la mortaise. De crainte d'augmenter les désordres, on laisse les parties dans l'état où elles sont.

Le gros orteil seul est fléchi, les autres ne le sont pas. — Irrigations continues.

1ᵉʳ janvier. Suppression des irrigations, cataplasme.

Le 3. Sphacèle de la peau au niveau de la saillie osseuse ; l'eschare a 2 centimètres de longueur, 5 centimètres d'avant en arrière.

Le 5. Ablation d'une partie de la peau sphacélée ; au-dessous, on trouve une sanie noirâtre.

Le 7. Excision de la peau mortifiée. On sent à nu une tumeur osseuse qu'il est impossible de déterminer. Vers la partie inférieure et interne, on sent la fracture de la malléole. Pas de signe de phlegmon.

Le 8. Les mouvements communiqués de flexion et d'extension du pied sur la jambe ne sont plus douloureux. Mobilité d'un fragment osseux appartenant probablement à l'astragale.

Le 9. Sur la partie interne du pied, au point ulcéré, on trouve le tendon du long fléchisseur propre du gros orteil qui devrait être dans la gouttière calcanéenne. On retrouve là aussi une surface articulaire qui ressemble à une des surfaces articulaires inférieures de l'astragale ; tout à fait en avant, on voit encore une surface osseuse fracturée.

Le 10. Le fragment postérieur de l'astragale est détaché de ses adhérences ; on constate que la face supérieure de l'os fracturé regarde en dehors, la face inférieure en dedans, et la surface malléolaire interne en haut.

Le 11. Le fragment postérieur de l'astragale est complétement détaché et enlevé.

Le 13. Abcès à la partie externe du cou-de-pied derrière la malléole. Une incision profonde donne issue au pus.

Le 14. Gonflement phlegmoneux du cou-de-pied.

Le 15. Abcès au devant de la malléole externe. Incision, issue d'une grande quantité de pus. La plaie de la partie externe est en très-bon état.

Le 16. Le malade se plaint de crampes qui le font beaucoup souffrir et qui reviennent sous l'influence des causes les plus légères.

Le 17. Le malade a bon appétit ; les plaies situées au côté externe et au côté interne du pied ont un bon aspect.

Le 18. On voit des bourgeons charnus qui s'élèvent sur la plaie interne, qui n'est pas tuméfiée. En dehors, il y a encore de la tuméfaction, mais l'état de la plaie est satisfaisant.

Le 21. Persistance des crampes, gonflement modéré.

Le 23. Les plaies bourgeonnent admirablement bien ; crampes plus rares et moins fortes.

Le 25. L'inflammation diminue de plus en plus.

Le 29. Rougeur à la partie interne du pied derrière la malléole.

Le 31. Frisson le matin, à cinq heures ; ouverture d'un abcès formé derrière la malléole externe.

1er février. Les bourgeons charnus remplissent complétement la plaie interne ; à la partie antérieure et interne du cou-de-pied, gonflement, abcès ; ouverture de l'abcès et issue d'une grande quantité de pus.

Le 4. Un peu d'œdème du côté du mollet.

Le 5. Le malade a bon appétit, gonflement moindre.

Le 9. Amélioration ; les bourgeons charnus comblent la plaie interne.

Le 20. Le malade va très-bien ; l'inflammation a presque complétement disparu.

2 mars. Nouvelle poussée inflammatoire.

Le 3. On s'aperçoit qu'en pressant le péroné on lui communique des mouvements étendus.

Le 4. L'inflammation s'est terminée par résolution, sans donner lieu à la formation de nouveaux abcès.

Le 9. Grande amélioration.

Le 11. Il n'y a plus ni inflammation, ni rougeur.

Le 22. Le gonflement diminue de plus en plus.

Le 30. Issue d'un fragment osseux d'environ 4 millimètres cubes.

1er avril. Les os font des saillies irrégulières. L'engorgement des parties molles a diminué ; tendance à la cicatrisation.

Le 2. Le pied a acquis plus de fixité dans ses rapports avec la jambe, et ne ballotte plus autant quand on le remue.

Le 10. On donne au malade un bas lacé.

Le 25. Guérison radicale.

Le 27. Une dépression au fond de laquelle est la cicatrice existe en arrière et au-dessous de la malléole interne, l'axe du pied dans le même plan que l'axe de la jambe, saillie en relief de toute la région malléolaire externe, les mouvements de flexion et d'extension du pied sont limités.

Dans cette observation, comme dans les deux précédentes, le fragment postérieur était seul luxé ; la tête était restée à sa place.

Les faits dont je viens de donner la relation, présentent un trait de similitude frappant. Dans tous, l'astragale était fracturé, et la solution de continuité siégeait au même point à la réunion du col avec le corps de l'os. Les trois pièces, que MM. Foucher et Jarjavay ont bien voulu mettre à ma disposition, sont parfaitement semblables. Le trait de la fracture est oblique de haut en bas et d'avant en arrière.

Le fragment postérieur, celui qui a été extrait, comprend la presque totalité de la trochlée et des surfaces malléolaires, ainsi que la facette de la face inférieure de l'astragale qui sert à son articulation postérieure avec le calcanéum, en arrière du ligament interosseux. J'ai trouvé dix autres cas (1) dans lesquels la luxation

---

(1) Fait d'Aubray (*Journal de médecine*, t. XXXVI, p. 351).

Fait de Cucuel ou d'Oustalet (*Expérience*, 1843, p. 147).

Fait de Thierry (*Expérience*, 1840, p. 17).

Fait de Rognetta dans le mémoire de Rognetta et Fournier-Deschamps, sur l'*extir-*

de l'astragale était accompagnée d'une fracture siégeant sur le col
de cet os, ce qui donne un total de 13 faits, et sur ce nombre, il en
est 8 au moins dans lesquels le corps seul était luxé, la tête ayant
conservé sa position normale.

Ce serait encore là une variété qu'avec un peu de bonne volonté
on pourrait ajouter à la classification; mais cette classification ne
me paraît déjà que trop compliquée. Point n'est besoin d'y ajouter
des éléments nouveaux.

Je me contente de signaler ce fait, à savoir : que dans la très-
grande majorité des luxations de l'astragale compliquées de fracture de cet os, la solution de continuité sépare la tête du corps, et
que le plus souvent alors la tête reste dans sa position normale,
le fragment postérieur subissant seul des déplacements variés.

Quel est le mécanisme de ces fractures? Il est impossible de tirer
aucune induction des faits que j'ai signalés.

J'ai cherché à les reproduire en fixant le pied d'un cadavre et en
frappant sur l'extrémité articulaire du tibia mise à nu avec un lourd
morceau de bois.

Je ne suis arrivé à rien. D'autre part, le pied étant fixé, j'ai porté
la jambe aussi loin que je l'ai pu, en arrière, en dehors, en dedans,
après des efforts réitérés, j'ai déchiré la partie supérieure de la capsule astragalo-scaphoïdienne et voilà tout. M. Sédillot (1) pense que,

---

pation de l'astragale, lu à l'Académie des sciences le 13 février 1843 et publié dans
l'Expérience. t. II, p. 117; 1843.

Fait de Tavignot (Expérience, t. VI, p. 378).

Fait de Denonvilliers cité par Foucher (Revue médico-chirurgicale, t. XVII,
p. 203).

Fait de Sédillot (Gazette des hôpitaux, 1858, p. 153).

Fait de Lynn (Astley Cooper, OEuvres chirurgicales, traduction de Chassaignac et
Richelot, p. 62).

Fait de Cock (The medical Times, t. I, p. 455; 1862).

Fait de Penanguer (thèse de Grénier, p. 31).

(1) Gazette des hôpitaux, 1858, p. 153 et suiv.

dans le cas qu'il a observé, la fracture a eu lieu par éclatement, et
que, si elle a porté sur le col, c'est qu'il représente la partie la moins
résistante de l'os. Or, si on lit l'observation de M. Sédillot, on voit
que le pied était dans l'extension et l'abduction. Dans cette position,
le col de l'astragale n'est en contact avec aucun des points de la
mortaise péronéo-tibiale, et il a beau être la partie la plus faible de
l'os, ce n'est point une raison pour qu'il se fracture par éclatement,
lorsqu'il ne subit pas de pression. Le mécanisme me paraît tout
autre, et je crois que la fracture a lieu par une sorte d'arrachement.
Sur les trois pièces que j'ai pu examiner, il était aisé de voir que le
ligament interosseux astragalo-calcanéen était resté tout entier
adhérent au fragment antérieur. La force de ce ligament, aidé de la
capsule astragalo-scaphoïdienne, me paraît être la cause qui, dans
certains cas, empêche la tête de l'astragale d'obéir au mouvement
de torsion imprimé à cet os. Ce n'est là, j'en conviens, qu'une hy-
pothèse, mais elle a au moins l'avantage d'expliquer pourquoi la
solution de continuité siége sur un point qui est non-seulement
la partie la moins résistante de l'os, mais encore, et c'est ce qui me
paraît la circonstance capitale, donne attache à un ligament extrê-
mement résistant.

Bien que je n'aie pas l'intention de m'occuper du diagnostic, je
ferai remarquer en passant que, dans le second fait de Foucher et
dans celui de Sédillot, ces chirurgiens avaient diagnostiqué et la
fracture, et le genre de la luxation.

Dans des cas analogues, le déplacement du corps de l'astragale
d'une part, et de l'autre, la notion acquise par la vue et le toucher
de la persistance des rapports normaux de la tête de cet os avec le
scaphoïde seraient des indices certains de la fracture. La sensation
d'une surface inégale et rugueuse perçue à travers la peau, confir-
merait encore dans cette idée-là.

Sur les trois malades dont j'ai plus haut rapporté l'histoire, et
chez lesquels il n'existait pas de plaie primitive, on a pratiqué l'ex-
raction consécutive du fragment postérieur et trois fois avec suc-

rès. De ces faits, je pourrai rapprocher celui d'Aubray, et en conclure que sur quatre cas de luxation avec fracture du col de l'astragale, l'extraction consécutive du fragment postérieur a donné quatre succès.

De ces considérations, il est, je crois, permis de déduire le précepte suivant : dans les luxations compliquées de fracture du col, la ligne de conduite à suivre est l'expectation et l'extraction consécutive du fragment postérieur. Le fragment antérieur n'est nullement exposé à la nécrose ; c'est à lui qu'arrivent presque tous les vaisseaux nourriciers de l'os. L'extraire est chose difficile ; il est dit dans l'observation de Tavignot que Michon ne put y parvenir. Ainsi tout porte à le laisser en place ; reste à savoir l'influence que cette tête demeurée en place a sur le raccourcissement du membre, sur les mouvements du pied. Les favorise-t-elle, les gêne-t-elle ? Ce n'est point avec des suppositions plus ou moins probables sur la manière dont se comportent les os, quand on a extrait tout ou partie de l'astragale, que cette question peut être jugée.

Il faudrait comparer les résultats obtenus dans les cas d'extraction complète à ceux qu'ont donnés les cas d'ablation du corps seul de l'astragale.

C'est là une œuvre plus difficile en réalité qu'elle ne le paraît de prime abord. Les appréciations données par les auteurs de la manière dont marchent les différents opérés, ne prêtent guère à la comparaison.

Reste la mensuration ; mais, chose étrange et qui prouve bien que les moyens qui présentent le plus de garanties d'exactitude et de précision, peuvent quelquefois conduire à l'erreur, on arrive à trouver que pour le premier malade de Foucher chez lequel la tête de l'astragale était restée en place, le raccourcissement était de 2 centimètres, tandis que celui de Letenneur (1) qui avait subi

---

(1) *Gazette des hôpitaux*, 1852, p. 325.

une extraction totale, offrait un raccourcissement du membre inférieur d'un centimètre seulement, et que l'opéré de Rognetta (1) n'en avait qu'un inappréciable.

Je me contenterai de faire observer qu'il est dit dans la première observation de Foucher et dans celle de Grénier (2), que le cou-de-pied était ankylosé, mais qu'il y avait quelque mobilité dans l'articulation médio-tarsienne. Le pied du malade de Jarjavay jouissait de quelque mobilité. L'opéré d'Aubray marchait avec assez d'aisance, et celui cité par Grénier marchait aussi sans douleur.

En somme, me fondant sur ces différents faits, j'arrive à la conclusion suivante : dans les cas où le corps de l'astragale est seul luxé, la tête étant séparée par une fracture siégeant au niveau du col et étant restée en place, l'extraction du fragment postérieur, au point de vue du résultat final, vaut au moins autant que l'extraction totale.

Elle est bien moins difficile ; elle n'ouvre pas comme cette dernière les articulations antérieures de l'astragale ; donc elle doit être préférée. Cette pratique recommandée par Thierry, Sédillot et Grénier, a encore la sanction de Denonvilliers, de Jarjavay et de Foucher.

---

(1) *L'Expérience,* t. II, p. 135: 1843.
(2) Thèse de doctorat, 1860, p. 31 et suiv.

CHAPITRE IV

J'en viens maintenant aux cas de luxation avec plaie.

Voici les résultats observés sur 80 cas de luxation avec plaie réunis par Broca (1).

La réduction a été obtenue 14 fois; 9 malades ont guéri sans accidents; 2 malades ont guéri après l'extraction consécutive de l'astragale; 3 malades sont morts.

La réduction a été impossible chez 68 blessés, 2 sont morts promptement sans avoir été soumis à une opération; 5 ont été amputés immédiatement et 2 sont guéris.

L'extraction immédiate de l'os pratiquée 57 fois a donné 41 guérisons et 16 morts.

La tête de l'astragale s'est nécrosée 1 fois et le malade a guéri. La résection consécutive de la tête a été faite 2 fois et a donné 2 guérisons.

La cicatrisation de la plaie sur la saillie osseuse dénudée et non réduite s'est faite une fois et a donné 1 guérison.

A ces faits, je puis en ajouter sept, dont les uns n'ont pas été publiés, et les autres ne l'ont été que postérieurement à la statistique de Broca. Un seul, qui parait être un cas de luxation sous-astragalienne, nous offre un exemple de réduction suivie de guérison (2). Dans les autres, l'extraction a été pratiquée.

L'un est consigné dans la thèse de Grénier (3). Luxation avec plaie; une fracture a séparé la tête demeurée dans sa position normale du fragment postérieur qui est seul luxé. Extraction immédiate du fragment postérieur; l'antérieur est laissée en place. Guérison.

---

(1) *Gazette des hôpitaux,* 1860, p. 236.
(2) *Gazette des hôpitaux,* 1861, p. 556.
(3) Thèse de Grénier, p. 31.

Le second est de Mirault, d'Angers (1) ; luxation avec plaie, extraction consécutive. Guérison.

Le troisième est rapporté dans la thèse de Verdureau (2), et a été observé dans le service de M. Jarjavay. Luxation avec plaie, extraction primitive; plus tard , amputation de la jambe au lieu d'élection. Mort.

Les deux autres m'ont été communiqués par mes amis, MM. S. Duplay et de Lacrouzille. L'un de ces faits a été observé, en 1859, dans le service de M. Voillemier, à l'hôpital de Lariboisière ; c'était une luxation avec plaie; extraction consécutive, guérison.

Le second s'est présenté à l'hôpital Beaujon, dans le service de M. Morel-Lavallée, en 1863. En voici la relation :

N..... (Gabriel) , d'une trentaine d'années et d'une assez forte constitution, courait sur le parapet du pont de Neuilly, lorsqu'il fit un faux pas et tomba dans la Seine. Son pied gauche a rencontré des pierres qui se trouvaient à 3 mètres environ de profondeur ; au moment de sa chute, il n'a pas éprouvé de douleur bien vive, et a pu regagner le bord à la nage.

A sa sortie de l'eau, il s'est aperçu qu'il avait au cou-de-pied gauche une plaie qui donnait issue à une assez grande quantité de sang. L'accident était arrivé à six heures du soir, et le malade a été immédiatement transporté à Beaujon.

Le 6 juin , l'examen permet de constater que du côté gauche, l'astragale est saillant entre les lèvres d'une très-large plaie , qui commence au niveau du tendon d'Achille et s'étend jusqu'à la partie moyenne du cou-de-pied ; cette déchirure n'a pas moins de 11 centimètres. L'astragale est renversé sens dessus dessous, la poulie regardant en bas ; il est complétement détaché, sauf au niveau du tiers moyen de sa face interne, devenue externe, où s'implantent encore quelques liens fibreux. Cet os est mobile ; sur son côté

---

(1) *Gazette des hôpitaux,* 1860, p. 295.

(2) Thèse de doctorat; Paris, 1861 : *des Énucléations de l'astragale,* p. 6.

externe, devenu interne, passe un tendon qui est celui du long fléchisseur commun, car les tractions que l'on exerce sur lui produisent la flexion des orteils.

Dans la plaie qui est le siége d'élancements assez vifs, on voit battre l'artère tibiale postérieure. Le malade n'a pu dormir de la nuit ; 80 pulsations.

Le 7. M. Morel-Lavallée, saisissant, avec un fort davier, la tête de l'astragale et faisant maintenir par un aide la partie postérieure de l'os, le scie en avant du tendon, ce qui permet, sans sectionner le tendon, d'extraire les deux parties de l'os. On n'a plus pour le faire qu'à couper quelques brides fibreuses.

Il existe sur le talon une plaque violacée au niveau de laquelle l'épiderme est soulevé.

Le 8. La plaie s'est agrandie ; les muscles du pied sont à nu. Le membre inférieur est marbré de plaques gangréneuses, recouvertes de phlyctènes.

Le 9. Le malade meurt dans la matinée.

Je signalerai enfin un fait observé à la Maison de santé, et dont je dois la communication à l'obligeance de M. Demarquay et de ses internes, MM. Barbeu-Dubourg et Révillot. Le malade est encore à la Maison de santé et doit être incessamment présenté à la Société de chirurgie. C'était une luxation avec plaie ; l'extraction de l'astragale, presque complétement détaché, a été faite immédiatement et le malade a guéri. En somme, 18 morts seulement sur 61 extirpations primitives. Mais ces chiffres représentent-ils d'une façon exacte la proportion relative des succès et des revers ? M. Chassaignac (1), dans la séance de la Société de chirurgie du 16 mai 1860, à la statistique présentée par M. Broca, répondait que les statistiques continues sont les seules où il convient de puiser des renseignements, et que, interrompues, elles conduisent à

____

(1) *Gazette des hôpitaux,* 1860, p. 247.

former des groupes artificiels. On publie les succès et on tait les revers, sans parti pris de trahir la vérité.

L'objection de M. Chassaignac n'est que trop fondée, mais, de ce qu'un moyen n'est pas parfait, s'ensuit-il qu'on doive le supprimer, surtout lorsque, même avec ses imperfections, il reste encore le meilleur que l'on possède ?

Le remède consiste à étendre autant que possible les statistiques, à ne pas donner à leurs indications une signification absolue, à les discuter.

Je crois qu'il faut repousser, dans les luxations avec plaie, les tentatives de réduction, qui le plus souvent sont inutiles, et peuvent même, lorsqu'elles réussissent, entraîner de graves accidents. La lecture des observations de Chaussier (1) et de Velpeau (2), où l'on voit les malades succomber rapidement après la réduction, le premier avec un emphysème remontant jusqu'à l'aine, le second avec un gonflement considérable de toute la jambe, des frissons et du délire, suffit pour inspirer des craintes de nature à la faire bannir.

Pour l'extirpation, j'ai trouvé une imposante majorité de succès; mais est-elle bien réelle? Il serait, j'en conviens, déplacé de vouloir défendre la proportion relative à laquelle je suis arrivé, des cas heureux aux cas malheureux.

Il faudrait pour cela que cette statistique fût continue et que l'on eût sur chaque fait des détails bien circonstanciés. Mais, de là à nier la réalité d'une majorité de succès, il y a un pas immense, et ce pas ne peut être franchi, si l'on examine les observations suffisamment explicites que l'on possède. L'extirpation a procuré des guérisons dans les cas les plus graves. En veut-on la preuve? qu'on lise le récit de Dufaurest (3). L'astragale et le

---

(1) *Bulletin de la Faculté de médecine*, 1812, p. 241.
(2) *L'Expérience*, t. II, p. 185; 1843.
(3) *Journal de médecine*, t. XXII, p. 348; 1811.

tibia étaient saillants à travers une plaie de deux pouces; l'artère tibiale postérieure était rompue, et on fut obligé de la lier. Il survint un érysipèle ; mais tout cela joint à des eschares et à de la nécrose n'empêche pas la guérison. Chez le malade de Rognetta (1), il existait une déchirure de la moitié du tendon d'Achille, une luxation de l'épaule; chez celui de Despaulx ou de Cuignièrcs (2), le péroné était fracturé du côté luxé, et de l'autre, les deux os de la jambe, et pourtant ces deux malades ont guéri.

Voici les lésions dont était atteinte la femme dont Morrisson (3) rapporte l'histoire. Luxation avec plaie. Rupture des tendons du tibial postérieur, du fléchisseur commun, du fléchisseur propre du gros orteil, et, ce qui est autrement grave, de l'artère tibiale postérieure et du nerf qui l'accompagne. Après d'aussi effrayants désordres, la malade quittait l'hôpital au bout de dix semaines; sa plaie était cicatrisée.

Je rappellerai enfin le fait de Laumônier (4). L'accident remontait à dix-neuf jours. Les tendons du jambier postérieur et du long fléchisseur commun déchirés en partie étaient mortifiés. Il s'écoulait un pus séreux et fétide de la plaie. La jambe et le pied étaient très-gonflés. Le malade pâle, un peu bouffi, était attaqué de fièvre lente. L'astragale a été extirpé. La guérison a été obtenue.

C'en est assez, je crois, et je n'insisterai pas d'avantage, bien qu'il me soit facile de dérouler encore une série de succès fournis par l'extirpation dans les cas les plus graves. J'en viens à l'examen de quelques-uns des cas malheureux. A quels accidents ont succombé les malades ?

---

(1) *L'Expérience,* t. II, p. 117; 1843.

(2) *Journal de médecine,* t. XXV, p. 388; 1812, et *Bulletin de la Faculté de mé decine,* 1812, p. 238.

(3) *Annales de la chirurgie française,* t. IX, p. 361; 1843.

(4) Fourcroy, *Médecine éclairée par les sciences physiques,* t. II, p. 61.

Dans le fait d'Hammersly (1), il y avait une gangrène qui remontait sur la cuisse et des symptômes de tétanos. Il y avait aussi de la gangrène du membre inférieur chez le malade de Morel. Le premier est mort sept jours et le second quatre jours après l'accident. Certes, dans ces cas, je ne suppose pas que l'on accuse l'ablation de l'astragale, qui, chez le malade d'Hammersly, a été spontanée, d'avoir produit la mort. Il est évident que c'est au traumatisme lui-même qu'est due la terminaison funeste. L'amputation eût-elle conjuré le danger? C'est plus que douteux vis-à-vis des progrès de la gangrène.

Je passe sous silence le cas de Cucuel (2), où la mort est mise sur le compte d'une imprudence, et celui de Thierry (3), où elle est rapportée à des ulcérations intestinales.

Chez le blessé de Denonvilliers (4), une incision avait été faite pour enlever le fragment postérieur; le membre s'infiltra jusqu'au haut de gaz et de liquide, et il survint un énorme abcès du mollet.

Mort le onzième jour avec les symptômes de l'infection purulente.

Dans le fait de Tavignot (5), l'infection purulente emporte le malade au bout de quatorze jours.

Turner (6), sans plus amples détails, met aussi une mort sur le compte de la pyohémie.

---

(1) Norris, *On Dislocation and fracture of the astragalus,* dans *American Jour nal of the medical sciences,* t. XX, p. 383; 1837.

(2) *L'Expérience,* 1843, p. 147.

(3) *L'Expérience,* 1840, p. 17.

(4) *Revue médico-chirurgicale,* t. XVII, p. 203.

(5) *L'Expérience,* t. VI, p. 378.

(6) *Transactions of the provincial med. and surgical Association,* t. XI, 1843 *Classification of treatment and results of dislocation of the astragalus.*

Ici, sans accuser l'extirpation d'avoir produit l'infection purulente, lorsque déjà existaient des désordres plus que suffisants pour
engendrer cette terrible complication, je ne veux pas non plus
l'innocenter outre mesure.

Il est clair que, tant que le vide laissé par l'astragale n'est pas
effacé, et il ne l'est que lentement, il y a suppuration et partant
possibilité d'infection purulente. Mais que faire? amputer? pauvre
ressource que l'amputation contre l'infection purulente.

Le malade de Jarjavay (1) meurt avec une pneumonie, épuisé
par la suppuration et ayant subi l'amputation de la jambe au lieu
d'élection ; il avait une ostéite du tibia. Entré à l'hôpital le 26 mai,
amputé le 11 juin, il est mort le 16 septembre ; il y avait une nécrose du moignon. L'ostéite était-elle due aux abcès développés
autour de l'os , ou devait-elle être considérée comme primitive et
produite par le traumatisme? J'avoue que cette seconde opinion me
paraît très-soutenable et me fait révoquer en doute l'heureux résultat. qu'eût donné une amputation primitive.

Examinons maintenant les arguments sur lesquels s'appuient
les défenseurs de l'amputation.

Guersant paraît effrayé des dangers de l'extirpation et lui pré-
fère l'amputation (2) ; partisan de l'amputation primitive, il citait
à l'appui sa pratique. Sur quatre amputations primitives du membre inférieur, il n'avait perdu qu'un malade (3).

Il n'y a rien à objecter à cela, si ce n'est que la pratique de Guersant a été trop exceptionnellement heureuse pour être prise comme
la règle. Appelé auprès du malade de Rognetta , Guersant avait
opiné et insisté pour que l'on enlevât le pied, et cependant le malade a guéri sans cette mutilation.

---

(1) Thèse de Verdureau, p. 6.
(2) *Gazette des hôpitaux,* 1846, p. 384.
(3) *Gazette des hôpitaux,* 1843, p. 373.

Bégin (1) adopte d'abord l'extirpation, puis semble revenir sur son opinion et termine ainsi : « J'ai vu plus d'un malheureux, à qui des jambes avaient été ainsi conservées, regretter la liberté de mouvement, la sûreté et la facilité de la marche dont jouissaient ses camarades, porteurs de jambes de bois. »

Tufnell (2), qui opine pour la désarticulation du pied, par la méthode de Syme, dans les cas où l'extirpation présente quelque difficulté, se fonde encore sur les mêmes considérations. Le membre est plus utile après l'amputation qu'après l'extirpation.

Il ne me paraît d'abord pas démontré que dans le plus grand nombre des cas, une jambe de bois, un pied artificiel vaillent mieux et soient plus utiles qu'un membre non mutilé et privé seulement de son astragale ; et puis, cette question est ici secondaire : ce qu'il faut chercher avant tout en saine chirurgie, c'est à sauver les malades, et c'est ce que, j'espère l'avoir établi, l'amputation ne fait pas aussi bien que l'extirpation.

L'extirpation consécutive a réussi dans tous les cas, c'est donc à elle qu'il faut recourir ; elle pourra ici être pratiquée plus tôt que lorsqu'il n'y a pas de plaie, dès que les parties seront revenues de l'état de stupeur inséparable d'un pareil traumatisme. Si une fracture a séparé la tête de l'astragale, demeurée en place du corps luxé, le corps seul devra être extrait, comme il a été fait dans les cas de Denonvilliers, de Tavignot et de Grénier.

Les corollaires que je crois pouvoir déduire de ce travail, sont les suivants :

Dans les cas de luxation sans plaie, on doit chercher à réduire, sans déployer toutefois une force trop considérable; lorsque la réduction est impossible, il faut attendre. Si, plus tard, l'astragale

---

(1) *Nouveaux éléments de chirurgie,* 2ᵉ édition, p. 179.
(2) *Dublin medical Press,* x., 1853, p. 403.

est mis à nu et isolé par un travail de mortification et de suppuration, on l'extrait.

Dans le cas de fracture du col astragalien, la tête étant restée en place, et le corps seul étant luxé, la conduite devra être la même. La seule portion que l'on doive extraire, c'est le corps.

Pour les luxations avec plaie, c'est encore l'extraction consécutive qui me paraît le moyen à mettre en usage. Je ferai une exception pour les cas où l'astragale, à peu près complétement chassé en dehors de la plaie, n'est presque plus adhérent aux os voisins ; on peut alors l'enlever immédiatement.

Si les malléoles, si la surface articulaire du tibia sont brisées, on devra les reséquer, comme l'a fait Sédillot.

Enfin l'amputation, que j'ai exclue de la thérapeutique des luxations de l'astragale, restera entre les mains du chirurgien comme un remède ultime réservé aux cas malheureux, et qui n'en vaudra pas moins pour avoir été différé.

EXPLICATION DES PLANCHES

FIGURE Ire.

Fragment postérieur de l'astragale enlevé chez le second malade de M. Foucher.

FIGURE II.

Même fragment vu par la partie inférieure.
a. Facette malléolaire externe.
b. Facette calcanéenne postérieure.
c. Surface de la fracture.
d. Bord externe de la trochlée.

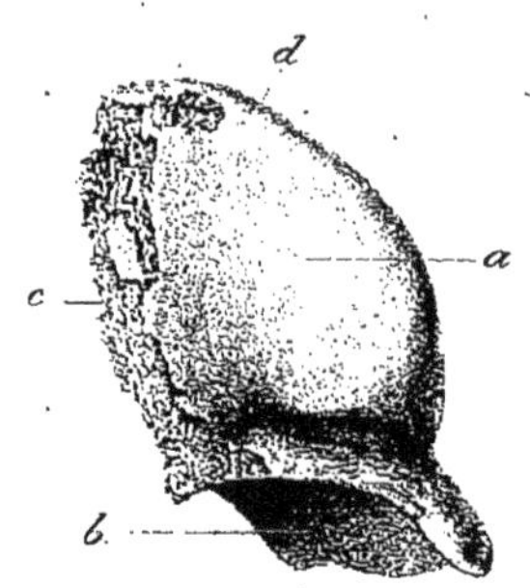

Fig. 1

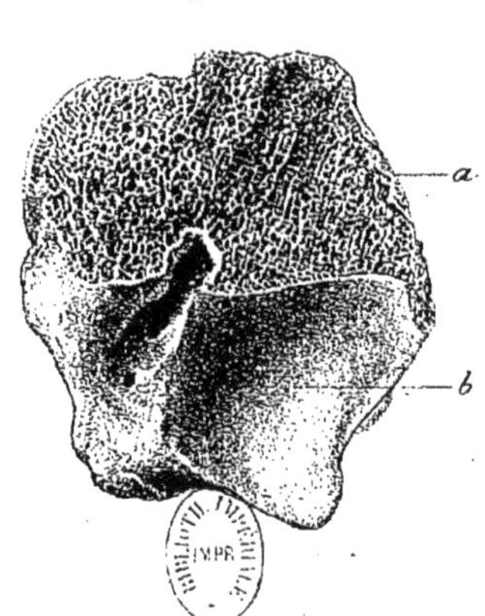

Fig. 2